EXERCICES DE BASE

POUR LES PERSONNES ÂGÉES

PLUS DE 60

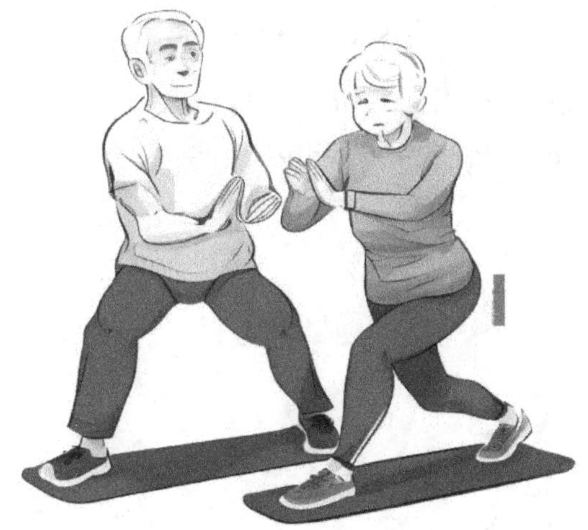

Routine d'entraînement quotidienne pour augmenter l'énergie et établir l'équilibre pour les personnes âgées

Dr. Brenda Grimm

TABLE DES MATIÈRES

Table des matières

INTRODUCTION.. 7

CHAPITRE 1 11

LA PUISSANCE EFFICACE DE VOTRE CŒUR....................... 11

I.   Quel est votre noyau ?.. 15

II.   Le vieillissement en relation avec votre corps.................. 17

III.   Les facteurs menaçants d'un noyau faible que vous ignoriez 19

IV. Les bienfaits pour la santé du renforcement musculaire que votre médecin ne vous a pas révélés 23

Citation sur l'exercice de motivation.................................. 26

CHAPITRE 2 27

DÉVELOPPER UN NOYAU SOLIDE COMME UN ROC 27

Exercices qui peuvent vous aider à construire un tronc solide comme le roc 28

I. Comment exercer votre tronc 33

II. L'environnement propice à l'exercice 36

III.   S'exercer au bon moment pour obtenir le meilleur résultat 41

IV.   Erreurs contrôlables à éviter pendant l'exercice 45

Citation sur l'exercice de motivation.................................. 50

CHAPITRE 3 51

TYPES D'EXERCICES DE BASE POUR LES PERSONNES ÂGÉES EXPLIQUÉS EN DÉTAILS 51

I. Exercice de base en position assise.. 51

Les exercices de base assis courants comprennent : 52

II.   Exercices de base sur tapis 54

Les exercices de base au sol les plus courants comprennent : 54

III.   Exercice de marche pour le tronc 57

Pour faire un exercice de marche, commencez par : 57

IV.   Exercices de base debout.. 59

Comment effectuer un exercice de base debout............................ 60

Citation sur l'exercice de motivation.. 63

CHAPITRE 4 65

ROUTINE D'EXERCICES DE BASE VITALES QUE VOUS NE DEVRIEZ JAMAIS NÉGLIGER 65

La routine d'exercices de base que vous ne devriez jamais négliger comprend : 65

La manière la plus fiable de rester cohérent avec la routine 75

CHAPITRE 5 79

EXERCICES DE BASE INTÉRESSANTS AVEC VOTRE PARTENAIRE 79

CHAPITRE 6 82

PROGRAMME HEBDOMADAIRE D'EXERCICES DE BASE UNIQUES 83

SEMAINE 1 83

Lundi : Exercice de base 1 83

Mardi : Exercice de base 2 83

Mercredi : Exercice de base 3 84

Jeudi : Exercice de base 4 84

Vendredi : Exercice de base 5 84

Samedi : Exercice de base 6 85

SEMAINE 2 85

Lundi : Exercice de base 7 85

Mardi : Exercice de base 8 85

Mercredi : Exercice de base 9 86

Jeudi : Exercice de base 10 86

Vendredi : Exercice de base 11 86

Samedi : Exercice de base 12 87

SEMAINE 3 87

Lundi : Exercice de base 13 87

Mardi : Exercice de base 14 87

Mercredi : Exercice de base 15 88

Jeudi : Exercice de base 16 88

Vendredi : Exercice de base 17 88

Samedi : Exercice de base 18 89

SEMAINE 4 89

Lundi : Exercice de base 19 89

Mardi : Exercice de base 20 89

Mercredi : Exercice de base 21 90

Jeudi : Exercice de base 22 90

Vendredi : Exercice de base 23 90

Samedi : Exercice de base 24 91

Citation sur l'exercice de motivation 92

CHAPITRE 7 93

LES EXERCICES D'ÉTIREMENT ET DE MOBILITÉ LES PLUS IMPORTANTS POUR LES PERSONNES ÂGÉES 93

Les bienfaits des exercices d'étirement et de mobilité.................94

Conseils pour commencer 94

Les étirements et exercices de mobilité suivants peuvent aider les personnes âgées de plus de 60 ans à rester actives et en bonne santé: 95

CHAPITRE 8 99

CONSIDÉRATIONS DE SÉCURITÉ PERTINENTES POUR LES EXERCICES DE BASE QUE VOUS DEVEZ SUIVRE 99

Citation sur l'exercice de motivation 102

CONCLUSION 103

Citation sur l'exercice de motivation 104

LETTRE AU LECTEUR 105

INTRODUCTION

Ma mère âgée souffrait de problèmes de mobilité depuis des années. En tant que senior active, elle était déterminée à retrouver sa force, alors elle a pris ce livre, intitulé « **Exercices de base pour les seniors de plus de 60 ans** » . Au début, elle était intimidée par la longueur et la complexité des exercices, mais elle a lu ce livre attentivement et s'est engagée à suivre le programme.

Après quelques semaines, elle a commencé à ressentir l'impact des exercices : sa mobilité s'est améliorée et elle a pu accomplir les tâches quotidiennes avec beaucoup plus de facilité. Sa force et son agilité retrouvées l'ont même surprise, et elle a rapidement pu entreprendre des activités qu'elle n'avait pas faites depuis des années. Elle était très fière de son exploit, et elle l'attribuait à la routine d'exercices qu'elle avait lue et suivie dans mon livre.

Bienvenue dans Exercices de base pour les aînés ! Ce livre est conçu pour aider les aînés de plus de 60 ans à rester en forme et à se sentir bien. Les exercices de base sont un élément essentiel de toute routine de remise en forme, et ce livre vous aidera à démarrer avec une routine d'exercices de base sûre et efficace.

Nous discuterons de l'importance des exercices de base, des meilleurs exercices à effectuer et de la manière de créer un programme hebdomadaire qui vous gardera motivé et engagé.

Les exercices de base sont un élément essentiel d'une routine de remise en forme équilibrée. Ils aident à renforcer les muscles de l'abdomen, du dos et du bassin, qui sont essentiels à la force, à la stabilité et à l'équilibre en général. Les exercices de base aident également à améliorer la posture, à réduire le risque de blessure et à améliorer la condition physique générale.

Avec une pratique régulière, les seniors de plus de 60 ans peuvent profiter des nombreux avantages d'un tronc fort et sain. Dans ce livre, nous aborderons les meilleurs exercices de base pour les seniors de plus de 60 ans et comment créer un programme hebdomadaire qui vous permettra de rester motivé et engagé.

Nous aborderons également l'importance d'une posture et d'une respiration appropriées lors de l'exécution d'exercices de base, ainsi que des conseils pour rendre les exercices plus difficiles à mesure que vous progressez. Avec ce livre, vous aurez toutes les informations dont vous avez besoin pour créer une routine d'exercices de base sûre et efficace qui vous aidera à rester en forme et à vous sentir bien.

L'âge est un chiffre. Activez votre centre pour rester dynamique.

CHAPITRE 1

LA PUISSANCE EFFICACE DE VOTRE CŒUR

Dans notre société, nous tenons souvent pour acquis l'importance de notre tronc. C'est lui qui nous permet de nous tenir debout, de maintenir notre équilibre et de bouger avec grâce. À mesure que nous vieillissons, la force et la stabilité de notre tronc deviennent essentielles à notre bien-être et à notre indépendance.

Dans ce chapitre, nous explorerons les puissants effets du renforcement de notre tronc et la façon dont il peut améliorer notre qualité de vie globale. Le tronc est un système complexe de muscles qui forment un anneau autour de la partie médiane de notre corps.

Il comprend les muscles abdominaux et dorsaux, ainsi que les hanches et le plancher pelvien. Lorsque ces muscles sont forts et stables, nous sommes capables de bouger avec un meilleur équilibre et une meilleure coordination.

De plus, des muscles abdominaux forts soutiennent nos organes et nous aident à maintenir une bonne posture.

Cela est particulièrement important pour les personnes âgées de plus de 60 ans, car une mauvaise posture peut entraîner des douleurs chroniques et d'autres problèmes de mobilité. Le tronc est également important pour l'équilibre et la stabilité. Des muscles abdominaux forts soutiennent notre colonne vertébrale, ce qui peut nous aider à rester debout et à réduire le risque de chute.

Un tronc fort peut également nous aider à bouger avec grâce et aisance, réduisant ainsi le risque de glissades et de chutes accidentelles. En ce qui concerne les exercices de base, il existe une variété d'options disponibles pour les personnes âgées de plus de 60 ans.

Certains des exercices les plus bénéfiques sont ceux à faible impact et visent à renforcer la force et la stabilité. Il peut s'agir d'exercices tels que les planches, les ponts et les planches latérales. Le yoga et le Pilates peuvent également être bénéfiques, car ils peuvent aider à renforcer le tronc tout en améliorant la souplesse et l'équilibre.

Il existe également une variété d'autres exercices qui peuvent aider à améliorer la force et la stabilité de nos muscles centraux. Il peut s'agir de squats, de fentes et d'exercices abdominaux tels que des crunchs et des sit-ups.

Bien que ces exercices soient bénéfiques, les personnes âgées de plus de 60 ans devraient toujours consulter leur médecin avant de commencer tout nouveau programme d'exercice.

La puissance efficace d'un tronc fort et stable peut être vraiment remarquable. Non seulement il peut améliorer notre posture et notre équilibre, mais il peut également contribuer à réduire le risque de chutes et d'autres problèmes de mobilité.

Un tronc fort peut également nous aider à bouger avec aisance et grâce, nous permettant ainsi de conserver notre indépendance et de profiter d'une meilleure qualité de vie.

En incorporant des exercices de base à notre routine quotidienne, les personnes âgées de plus de 60 ans peuvent bénéficier des puissants avantages d'un tronc fort et stable.

chaque mouvement renforce votre core et votre confiance. Continuez, vous êtes plus fort que vous ne le pensez

I.   Quel est votre noyau ?

Le tronc est la base de votre corps. Il est responsable de votre posture, de votre équilibre et de votre stabilité générale. Il est constitué d'un groupe de muscles situés au centre du corps, notamment les muscles abdominaux, les muscles du bas du dos et les muscles du plancher pelvien.

Ces muscles travaillent ensemble pour maintenir votre posture et votre stabilité pendant vos activités quotidiennes. Les muscles du tronc sont la centrale électrique de votre corps. Ils assurent la stabilité et l'équilibre, tout en vous permettant d'effectuer toute une gamme de mouvements.

Les muscles du tronc aident à soutenir votre colonne vertébrale, ce qui est essentiel pour prévenir les blessures. De plus, les muscles du tronc sont importants pour l'équilibre et la stabilité, ainsi que pour aider à contrôler les mouvements de vos bras et de vos jambes.

Les muscles du tronc sont également importants pour la posture. Ils aident à maintenir la courbe naturelle de votre colonne vertébrale et servent d'ancrage aux muscles des épaules et des hanches. Cela permet de maintenir votre corps dans une position droite et équilibrée, ce qui réduit la fatigue et la tension sur le corps.

Pour les personnes âgées de plus de 60 ans, il est essentiel de renforcer les muscles du tronc afin de réduire les risques de chutes et de blessures. Les exercices de renforcement musculaire sont un moyen efficace de renforcer et de stabiliser les muscles du tronc.

Les exercices de base aident également à améliorer l'équilibre et la coordination, ainsi qu'à augmenter la force et la souplesse globales. Les exercices de base peuvent être effectués à la maison ou à la salle de sport et sont conçus pour cibler les muscles du tronc de manière sûre et efficace.

En conclusion, le tronc est un groupe musculaire vital pour les personnes âgées de plus de 60 ans. Les exercices de base peuvent aider à renforcer et à stabiliser les muscles du tronc, à réduire le risque de chutes et de blessures et à améliorer la posture et l'équilibre général.

II.   Le vieillissement en relation avec votre corps

Le vieillissement fait partie intégrante de la vie, mais cela ne signifie pas que ce soit forcément une mauvaise chose. À mesure que vous vieillissez, il est important de comprendre comment votre corps évolue et comment vous pouvez en prendre soin au mieux.

En vieillissant, il est important de comprendre que votre corps n'est plus le même que lorsque vous étiez plus jeune et qu'il est important d'adapter votre activité physique pour tenir compte des changements. Les muscles abdominaux, qui sont un groupe de muscles situés dans votre abdomen, sont généralement les premiers à montrer des signes de vieillissement.

En vieillissant, ces muscles s'affaiblissent, ce qui rend plus difficile la réalisation d'activités qui nécessitent force et équilibre. C'est pourquoi il est si important de se concentrer sur le renforcement de vos muscles abdominaux et de les maintenir actifs à mesure que vous vieillissez.

L'une des meilleures façons d'y parvenir est de commencer une routine régulière d'exercices de base. Les exercices de base sont parfaits pour renforcer vos muscles abdominaux et améliorer votre équilibre et votre stabilité.

Les exercices de base peuvent vous aider à maintenir la force de vos muscles abdominaux, ce qui peut vous aider à rester actif et mobile.

Les exercices de base peuvent également vous aider à améliorer votre posture, ce qui peut réduire la douleur et l'inconfort liés à l'âge. Il est également important de se rappeler qu'à mesure que vous vieillissez, votre corps a besoin de plus de repos et de récupération.

Assurez-vous de vous reposer suffisamment et de prendre le temps de vous étirer et de vous échauffer correctement avant toute activité. Prendre soin de votre corps en vieillissant peut vous aider à rester actif et en bonne santé pendant des années.

Dans l'ensemble, le vieillissement peut être un processus difficile, mais il n'est pas obligatoire que ce soit le cas. En prenant soin de votre corps et en l'entretenant correctement, vous pouvez rester actif et en bonne santé jusqu'à vos vieux jours.

Comprendre les changements que subit votre corps et savoir comment en prendre soin au mieux peut vous aider à mener une vie saine et active pendant des années. Se concentrer sur les exercices de base pour les personnes âgées de plus de 60 ans peut vous aider à maintenir la force de vos muscles abdominaux et à vivre une vie saine et active.

III. Les facteurs menaçants d'un noyau faible que vous ignoriez

Le tronc est un élément essentiel du corps humain. Il est composé de muscles, de ligaments et de tendons qui constituent les régions abdominales, dorsales et des hanches. À mesure que les gens vieillissent, leur force musculaire tend à diminuer, ce qui les rend plus vulnérables aux blessures et aux chutes.

C'est pourquoi il est important pour les personnes âgées de plus de 60 ans de maintenir un tronc fort. Cependant, il existe un certain nombre de facteurs menaçants qui peuvent rendre un tronc faible plus dangereux.

Le premier de ces facteurs est une mauvaise posture. Une mauvaise posture peut entraîner divers problèmes, notamment des maux de dos et des déséquilibres musculaires. Une mauvaise posture exerce également une pression supplémentaire sur les muscles centraux, ce qui peut entraîner un affaiblissement supplémentaire au fil du temps.

Les personnes âgées doivent s'assurer qu'elles sont assises et debout avec une bonne posture et doivent pratiquer des exercices qui renforcent leurs muscles abdominaux afin de réduire la tension sur leur corps.

Un autre facteur pouvant entraîner un affaiblissement du tronc est le manque d'exercice. À mesure que les gens vieillissent, leur niveau d'activité a tendance à diminuer en raison de limitations physiques et d'une baisse de motivation. Cela peut entraîner un affaiblissement des muscles du tronc, entraînant une diminution de la stabilité et de l'équilibre.

Pour lutter contre ce problème, les personnes âgées doivent s'efforcer de rester actives en intégrant des exercices de musculation et d'équilibre à leur routine. En plus du manque d'exercice, une faiblesse du tronc peut également être causée par une mauvaise alimentation.

À mesure que les personnes vieillissent, leur corps a besoin de davantage de nutriments pour maintenir leur force musculaire. Sans une alimentation adaptée, leurs muscles abdominaux peuvent s'affaiblir, ce qui les expose à des risques de chutes et d'autres blessures.

Les personnes âgées doivent s'assurer qu'elles ont une alimentation équilibrée et qu'elles prennent tous les suppléments nécessaires afin de garantir que leur corps reçoit les nutriments dont il a besoin.

Enfin, un affaiblissement du tronc peut être dû à des problèmes médicaux. De nombreuses pathologies, comme l'arthrite et l'ostéoporose, peuvent provoquer un affaiblissement des muscles du tronc.

De plus, certains médicaments peuvent entraîner une perte musculaire, notamment ceux utilisés pour traiter l'hypertension artérielle et le diabète. Les personnes âgées doivent parler à leur médecin de toute inquiétude qu'elles pourraient avoir afin de s'assurer qu'elles reçoivent le meilleur traitement possible.

En conclusion, la faiblesse des muscles du tronc peut être une condition très dangereuse pour les personnes âgées de plus de 60 ans. Une mauvaise posture, le manque d'exercice, une mauvaise alimentation et des problèmes de santé peuvent tous contribuer à la faiblesse du tronc.

Pour assurer leur sécurité et prévenir les blessures, les personnes âgées doivent s'assurer de prendre des mesures pour maintenir un tronc solide, notamment en faisant régulièrement de l'exercice, en adoptant une alimentation équilibrée et en discutant de tout problème médical qu'elles pourraient avoir avec leur médecin.

IV. Les bienfaits pour la santé du renforcement musculaire que votre médecin ne vous a pas révélés

Pour améliorer votre santé et votre bien-être général, il est essentiel de renforcer votre tronc. Les muscles centraux de votre corps sont la base de tous les mouvements et assurent la stabilité, l'équilibre et le soutien de l'ensemble de votre corps.

Le renforcement des muscles de votre tronc peut avoir de nombreux effets positifs sur votre santé physique, mentale et émotionnelle. Le renforcement de votre tronc peut vous aider à devenir plus flexible et agile.

Les exercices de base peuvent vous aider à améliorer votre posture, votre équilibre, votre coordination et votre conscience corporelle. Cela peut vous aider à bouger plus efficacement et à réduire le risque de blessures.

Les exercices de base aident également à renforcer les muscles du dos et des abdominaux, ce qui peut aider à soutenir votre colonne vertébrale et à réduire les maux de dos.

Renforcer vos muscles abdominaux peut également contribuer à améliorer votre condition physique générale.

Les exercices de base peuvent augmenter votre rythme cardiaque et vous aider à brûler plus de calories pendant une séance d'entraînement. Ils peuvent également améliorer votre endurance musculaire et vous aider à développer votre masse musculaire.

Cela peut vous aider à augmenter votre force physique et vous donner l'énergie dont vous avez besoin pour faire de l'exercice pendant des périodes plus longues. Le renforcement de votre tronc peut également avoir des effets positifs sur votre santé mentale et émotionnelle.

Les exercices de base peuvent aider à réduire le stress et l'anxiété, à améliorer votre humeur et à renforcer votre confiance en vous.

Ils peuvent également vous aider à développer votre force, ce qui peut vous donner un sentiment d'accomplissement et de satisfaction.

Le renforcement de votre tronc peut également contribuer à soutenir vos organes internes et à améliorer la digestion. Les exercices de base peuvent aider à stimuler votre système digestif, à augmenter votre métabolisme et à éliminer les toxines de votre corps.

Cela peut contribuer à améliorer votre santé générale et à prévenir diverses maladies. Dans l'ensemble, le renforcement de votre tronc peut avoir de nombreux avantages positifs pour votre santé physique, mentale et émotionnelle.

Les exercices de base peuvent vous aider à améliorer votre souplesse, votre posture, votre équilibre, votre coordination et votre conscience corporelle. Ils peuvent également vous aider à améliorer votre condition physique, à réduire le stress et l'anxiété et à soutenir vos organes internes.

Renforcer votre tronc peut être un élément important du maintien d'un mode de vie sain et peut contribuer à améliorer votre bien-être général.

L'âge n'est qu'un chiffre ;

Votre détermination est la véritable mesure de votre force.

Continuez à bouger, continuez à prospérer.

CHAPITRE 2

DÉVELOPPER UN NOYAU SOLIDE COMME UN ROC

Développer un tronc solide est un aspect essentiel de tout programme de remise en forme. Un tronc solide assure la stabilité et peut améliorer la posture, l'équilibre et les performances globales.

Il est particulièrement important pour les personnes âgées de plus de 60 ans de maintenir un tronc fort, car cela peut aider à réduire le risque de chutes et d'autres blessures. Le tronc est composé de nombreux groupes musculaires, notamment les muscles abdominaux, les muscles du bas du dos, les muscles du plancher pelvien et les muscles fléchisseurs de la hanche.

Il est important de cibler tous ces muscles pour développer un tronc solide comme le roc. Heureusement, il existe une variété d'exercices qui peuvent vous aider à y parvenir.

Exercices qui peuvent vous aider à construire un tronc solide comme le roc

- Tout d'abord, il faut cibler les muscles abdominaux. Des exercices comme la planche et la planche latérale peuvent aider à renforcer le tronc et à améliorer la posture.

  Pour faire une planche, commencez en position de pompes avec les bras tendus et le corps en ligne droite de la tête aux pieds. Maintenez la position pendant 10 à 30 secondes, puis abaissez le corps jusqu'aux avant-bras et maintenez la position pendant 10 à 30 secondes.

  Pour faire une planche latérale, commencez sur le côté, les pieds empilés, le coude et l'avant-bras soutenant le corps. Après avoir maintenu la position pendant 10 à 30 secondes, changez de côté.

- Deuxièmement, les muscles du bas du dos doivent être ciblés. Des exercices comme le pont et le chat-vache peuvent aider à renforcer le bas du dos et à améliorer la posture.

Pour faire un pont, commencez par vous allonger sur le dos, les genoux pliés et les pieds à plat sur le sol. Contractez les fessiers et soulevez les hanches, maintenez la position pendant 10 à 30 secondes, puis abaissez lentement les hanches.

Pour faire un chat-vache, commencez à quatre pattes, les mains et les genoux au sol. Inspirez profondément, cambrez le dos et relevez la tête, puis expirez et arrondissez le dos, en rentrant le menton. Répétez 10 à 15 fois.

- Troisièmement, les muscles du plancher pelvien doivent être ciblés. Des exercices comme les exercices de Kegel et le pont de hanche peuvent aider à renforcer les muscles du plancher pelvien.

Pour faire un exercice de Kegel, asseyez-vous ou allongez-vous, contractez et soulevez lentement les muscles du plancher pelvien. Relâchez ensuite progressivement après avoir maintenu la position pendant 10 à 30 secondes.

Pour faire un pont de hanche, commencez par vous allonger sur le dos, les genoux pliés et les pieds à plat sur le sol. Contractez les fessiers et soulevez les hanches, maintenez la position pendant 10 à 30 secondes, puis abaissez lentement les hanches.

- Enfin, les muscles fléchisseurs de la hanche doivent être ciblés. Des exercices comme l'étirement des muscles fléchisseurs de la hanche et le pont sur une jambe peuvent aider à renforcer les muscles fléchisseurs de la hanche.

Pour étirer les muscles fléchisseurs de la hanche, commencez en position de fente avec le genou arrière plié et le genou avant à un angle de 90 degrés. Changez de côté après avoir maintenu la position pendant 10 à 30 secondes.

Pour faire un pont sur une jambe, commencez par vous allonger sur le dos avec un genou plié et l'autre jambe levée vers le haut. Serrez les fessiers et soulevez les hanches, maintenez la position pendant 10 à 30 secondes, puis abaissez lentement les hanches.

Pour développer un tronc solide comme le roc, ces exercices doivent être effectués 2 à 3 fois par semaine. Il est important de commencer lentement, avec une faible intensité, et d'augmenter progressivement l'intensité à mesure que les muscles du tronc deviennent plus forts.

De plus, il est important de se concentrer sur la forme appropriée et le contrôle de la respiration pour garantir que les exercices sont effectués correctement et en toute sécurité.

En conclusion, développer un tronc solide comme le roc est un élément important de tout programme de remise en forme. Pour les personnes âgées de plus de 60 ans, c'est particulièrement important, car cela peut aider à réduire le risque de chutes et d'autres blessures.

Il existe une variété d'exercices qui peuvent aider à y parvenir, notamment la planche, le pont, le chat-vache, le Kegel, l'étirement des fléchisseurs de la hanche et le pont à une jambe.

Il est important de commencer lentement, avec une faible intensité, et d'augmenter progressivement l'intensité à mesure que les muscles du tronc deviennent plus forts.

Avec dévouement et cohérence, un noyau fort et stable peut être atteint.

I. Comment exercer votre tronc

L'exercice du tronc est essentiel pour rester en forme et en bonne santé en vieillissant. Un tronc fort assure la stabilité et le soutien de votre corps, contribuant ainsi à réduire le risque de chutes et de blessures.

Les exercices de base sont également importants pour améliorer l'équilibre, la posture et la flexibilité, qui sont tous importants pour rester actif et indépendant.

Les muscles du tronc sont les muscles de l'abdomen, du bas du dos et des hanches qui soutiennent la colonne vertébrale et le corps. Ces muscles vous aident à garder l'équilibre, à bouger et à vous tordre, et travaillent ensemble pour maintenir la posture et protéger la colonne vertébrale.

Pour commencer, commencez par vous tenir droit et contractez vos muscles abdominaux en ramenant votre nombril vers votre colonne vertébrale. Cela aidera à activer vos muscles abdominaux et à les préparer aux exercices que vous ferez.

Le premier exercice à essayer est la planche. Commencez à genoux et sur les mains, en plaçant vos genoux précisément derrière vos hanches et vos mains sous vos épaules.

Contractez vos muscles abdominaux et soulevez lentement vos genoux du sol, en gardant votre corps en ligne droite et vos hanches à niveau. Maintenez cette position aussi longtemps que vous le pouvez, jusqu'à une minute si possible.

Au fur et à mesure que vous devenez plus fort, essayez d'augmenter la durée pendant laquelle vous maintenez la planche. Le pont est un autre excellent exercice pour votre tronc.

Allongé sur le dos, les genoux pliés et les pieds à plat sur le sol, est la meilleure position pour commencer cet exercice.

Engagez vos muscles abdominaux et soulevez lentement vos hanches du sol. Maintenez cette position pendant quelques secondes, puis abaissez lentement vos hanches vers le sol.

Avec cet exercice, essayez d'effectuer 10 à 15 répétitions. Vos muscles abdominaux bénéficieront grandement de l'exercice du Bird Dog. Commencez à genoux et sur les mains, en plaçant vos genoux précisément derrière vos hanches et vos mains sous vos épaules.

Engagez vos muscles abdominaux et étendez votre bras droit devant vous et votre jambe gauche derrière vous. Maintenez la position pendant quelques secondes, puis alternez de l'autre côté. Avec cet exercice, essayez de faire 10 à 15 répétitions.

Un autre excellent exercice de base est le Superman. Pour faire cet exercice, commencez par vous allonger sur le ventre, les bras tendus devant vous et les jambes tendues derrière vous. Engagez vos muscles abdominaux et soulevez vos bras et vos jambes du sol aussi haut que possible.

Maintenez cette position pendant quelques secondes, puis abaissez lentement vos bras et vos jambes vers le sol. Essayez de faire 10 à 15 répétitions de cet exercice.

Enfin, la torsion assise est un exercice efficace pour renforcer les muscles de votre tronc. Asseyez-vous sur une chaise, les pieds à plat sur le sol pour commencer cet exercice.

Contractez vos muscles abdominaux et faites pivoter le haut de votre corps d'un côté. Maintenez cette position pendant un petit moment, puis revenez à votre position de départ.

Alternez les côtés et essayez de faire 10 à 15 répétitions de cet exercice.

L'exercice des muscles abdominaux est essentiel pour rester en bonne santé et actif en vieillissant. En intégrant ces exercices à votre routine, vous pouvez contribuer à réduire le risque de chutes et de blessures, et à améliorer votre équilibre, votre posture et votre souplesse.

Amusez-vous et assurez-vous d'écouter votre corps pendant que vous faites de l'exercice.

II. L'environnement propice à l'exercice

Faire de l'exercice régulièrement est une partie importante de la routine de toute personne âgée et peut aider à améliorer sa force, son équilibre et sa souplesse. Mais pour les personnes âgées de plus de 60 ans, l'environnement dans lequel vous choisissez de faire de l'exercice est tout aussi important que les exercices eux-mêmes.

Il est important de créer un environnement sûr et favorable pour maximiser vos objectifs de remise en forme. La première chose à prendre en compte lors de la création d'un environnement approprié pour l'exercice est le type d'activité pratiquée.

Différentes activités nécessitent différents environnements. Par exemple, si vous prévoyez de faire un exercice anaérobie comme la course à pied, vous aurez besoin d'un espace ouvert avec une surface plane et régulière.

En revanche, si vous envisagez de faire de la musculation, vous aurez besoin d'un espace suffisamment grand pour accueillir l'équipement et doté d'une surface plane et antidérapante. Lors du choix d'un espace, il est important de prendre en compte votre sécurité et celle des personnes qui vous entourent.

Le deuxième facteur important à prendre en compte est l'éclairage. C'est particulièrement important si vous faites de l'exercice en extérieur. Assurez-vous que la zone est bien éclairée, surtout si vous faites de l'exercice tôt le matin ou le soir.

Si vous faites de l'exercice en intérieur, assurez-vous que l'éclairage est adapté à l'activité que vous pratiquez. Vous devez également faire attention aux plafonniers qui peuvent provoquer un éblouissement et rendre la vision difficile.

La température de l'environnement est également importante. Les températures élevées peuvent provoquer une déshydratation et un épuisement dû à la chaleur, tandis que les basses températures peuvent provoquer une hypothermie et des engelures.

Essayez de trouver un endroit avec une température confortable et, si nécessaire, utilisez des ventilateurs ou la climatisation pour garder la zone fraîche. Si vous faites de l'exercice en extérieur, essayez de trouver un endroit ombragé pour vous protéger du soleil.

Le quatrième facteur à prendre en compte est le bruit. La musique forte peut être gênante et rendre difficile la concentration sur la tâche à accomplir. Si vous faites de l'exercice à l'extérieur, faites attention aux bruits de fond tels que la circulation ou les travaux de construction.

Si vous faites de l'exercice à l'intérieur, essayez de maintenir le volume de la musique ou de la télévision à un niveau qui n'interférera pas avec votre concentration.

Enfin, si vous faites de l'exercice à la maison, assurez-vous que la zone est libre de tout obstacle qui pourrait vous faire trébucher ou glisser. Retirez tous les câbles, tapis ou meubles qui pourraient présenter un risque de trébuchement.

Assurez-vous que l'espace est propre et dégagé de tout encombrement, et pensez à couvrir toutes les surfaces dures avec un tapis d'exercice caoutchouté. Il est essentiel de créer un environnement sûr et favorable pour les personnes âgées de plus de 60 ans qui souhaitent sérieusement faire de l'exercice.

Tenez compte du type d'activité que vous allez pratiquer, de l'éclairage, de la température, du bruit et des éventuels dangers qui peuvent être présents. Avec un environnement adapté, vous pouvez maximiser vos objectifs de remise en forme et rester en sécurité et en bonne santé.

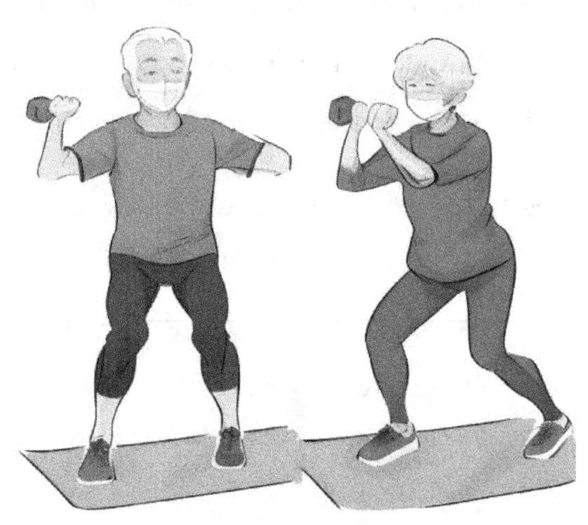

III. S'exercer au bon moment pour obtenir le meilleur résultat

En matière d'exercice physique, le timing est primordial. Savoir quand faire de l'exercice peut faire la différence entre atteindre vos objectifs et échouer.

L'exercice physique peut être un excellent moyen d'améliorer votre santé, votre force et votre bien-être général, mais s'il est pratiqué au mauvais moment, il peut s'avérer inefficace. Faire de l'exercice au mauvais moment peut provoquer de la fatigue, des tensions musculaires et même des blessures.

Cela est particulièrement vrai pour les personnes âgées de plus de 60 ans. Les personnes âgées doivent être particulièrement attentives au moment où elles choisissent de faire de l'exercice. Avec le bon timing, les personnes âgées peuvent obtenir des résultats optimaux lors de leurs séances d'entraînement.

La première chose à prendre en compte lorsque vous décidez du moment où vous devez faire de l'exercice est votre propre niveau d'énergie. Chacun a un niveau d'énergie différent tout au long de la journée. Certaines personnes se sentent plus énergiques le matin, tandis que d'autres préfèrent faire de l'exercice l'après-midi ou le soir.

Il est important de trouver le moment de la journée qui convient le mieux à vous et à votre niveau d'énergie.

Le prochain élément à prendre en compte est le type d'exercice que vous pratiquez. Différents exercices nécessitent différents niveaux d'intensité et d'effort. Par exemple, un entraînement de haute intensité comme la course ou la musculation doit être effectué lorsque vous vous sentez le plus énergique.

En revanche, les exercices de faible intensité comme les étirements ou le yoga peuvent être pratiqués à tout moment de la journée. Il est également important de prévoir des jours de repos.

Les jours de repos sont essentiels pour la récupération musculaire et la prévention des blessures. Assurez-vous de laisser à votre corps suffisamment de temps pour se reposer et récupérer entre les séances d'entraînement. Cela vous aidera à obtenir les meilleurs résultats sans exercer trop de pression sur votre corps.

Enfin, il est important de trouver un équilibre entre l'exercice et les autres activités. L'exercice ne doit pas être la seule activité que vous pratiquez tout au long de la journée.

N'oubliez pas d'inclure d'autres activités telles que la lecture, la socialisation et la détente dans votre routine quotidienne. Cela vous aidera à rester énergique et motivé pour faire de l'exercice.

En règle générale, le meilleur moment pour faire de l'exercice est celui où vous vous sentez le plus énergique et où vous avez suffisamment de temps pour vous reposer et récupérer. Cela vous permettra de tirer le meilleur parti de vos séances d'entraînement et d'obtenir les meilleurs résultats.

Avec le bon timing, les personnes âgées peuvent améliorer leur santé, leur force et leur bien-être général.

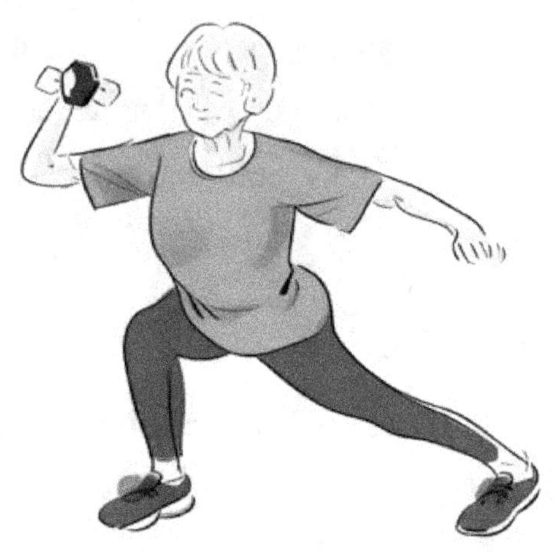

IV. Erreurs contrôlables à éviter pendant l'exercice

L'objectif de tout programme d'exercices de base est de renforcer et de maintenir un tronc sain, tout en évitant les erreurs courantes qui peuvent entraîner des blessures. Ainsi, si vous êtes une personne âgée de plus de 60 ans et que vous vous lancez dans une routine d'exercices de base, voici quelques-unes des erreurs les plus courantes à éviter afin d'obtenir les meilleurs résultats.

1. **Ne pas s'échauffer ni se refroidir :** avant de commencer une routine d'exercices de base, il est important d'échauffer vos muscles. L'échauffement aide à préparer les muscles à l'exercice et peut prévenir les blessures.

    Une fois les exercices de base terminés, il est également important de se détendre. Cela permet de réduire les douleurs musculaires et peut contribuer à réduire le risque de blessures.

2. **Ne pas faire les exercices correctement :** lorsque vous faites des exercices de base, il est essentiel de les faire correctement. Une mauvaise forme peut

entraîner des tensions musculaires, qui peuvent provoquer des douleurs et des courbatures.

Pour vous assurer que vous effectuez les exercices correctement, assurez-vous d'avoir un professionnel qualifié qui vous démontre les mouvements.

3. **En faire trop :** il est facile de devenir trop enthousiaste et d'en faire trop trop tôt. Cela peut entraîner des courbatures et de la fatigue. Pour éviter cela, commencez lentement et augmentez progressivement l'intensité de vos séances d'entraînement.

4. **Ne pas écouter son corps :** il est important d'écouter son corps et de savoir reconnaître quand il a besoin d'une pause. Lorsque vous commencez à ressentir de la douleur ou de la fatigue, il est préférable de vous arrêter et de vous reposer. Un travail excessif de votre tronc peut entraîner des blessures qui peuvent prendre beaucoup de temps à guérir.

5. **Manger mal :** Il est important d'avoir une alimentation équilibrée, riche en fruits et légumes frais. Une alimentation saine permettra à votre corps

de disposer des nutriments dont il a besoin pour faire de l'exercice et récupérer correctement.

6. **Ne pas s'étirer** : les étirements sont une partie importante de tout programme d'exercices de base. Ils aident à réduire les douleurs musculaires et les blessures. Avant et après chaque séance d'entraînement, assurez-vous d'étirer vos muscles abdominaux pour vous assurer qu'ils restent souples.

7. **Ne pas prêter attention à la posture** : une bonne posture est importante dans tout programme d'exercices de base. Le fait de se courber ou de se pencher en avant peut réduire l'efficacité des exercices et entraîner des blessures. Assurez-vous de garder le dos droit et les épaules en arrière lorsque vous faites des exercices de base.

8. **Ne pas incorporer de variété** : faire les mêmes exercices de base jour après jour peut devenir ennuyeux et entraîner un palier dans vos progrès. Pour éviter cela, essayez d'incorporer une variété d'exercices tels que des planches, des abdominaux,

des redressements assis et d'autres exercices de base.

9. **Ne prenez pas le temps de vous reposer :** le repos est un élément important de toute routine de remise en forme. Assurez-vous de laisser à vos muscles abdominaux le temps de récupérer après chaque séance d'entraînement. Cela contribuera à réduire le risque de blessure et de fatigue.

10. **Ne pas se fixer d'objectifs réalistes :** il est important de se fixer des objectifs réalistes. Ne vous attendez pas à pouvoir faire une planche complète si vous débutez.

Fixez-vous des objectifs atteignables et progressez progressivement vers des exercices plus difficiles.

En évitant ces erreurs courantes, vous pouvez vous assurer de tirer le meilleur parti de votre programme d'exercices de base.

N'oubliez pas que pour obtenir les meilleurs résultats, vous devez être constant, écouter votre corps et prendre le temps de vous échauffer et de vous détendre. Avec de la patience et du dévouement, vous pouvez obtenir un tronc solide comme le roc en un rien de temps !

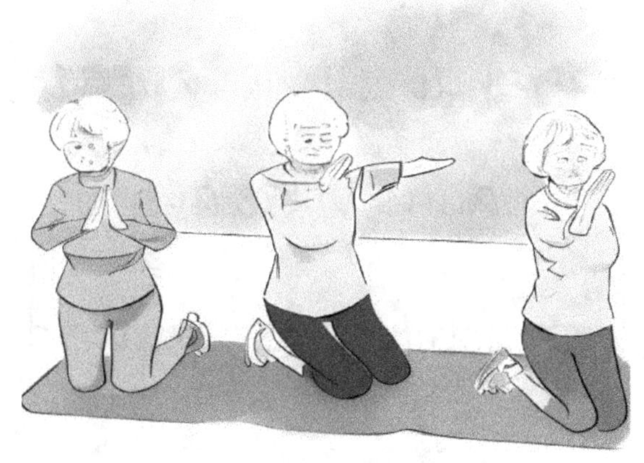

Chaque pas que vous faites aujourd'hui est un investissement dans votre avenir.

Restez actif, restez jeune de cœur.

CHAPITRE 3

TYPES D'EXERCICES DE BASE POUR LES PERSONNES ÂGÉES EXPLIQUÉS EN DÉTAILS

I. Exercice de base en position assise

Les exercices de musculation assis sont des exercices qui visent à renforcer les muscles du tronc en position assise. Ces exercices ciblent les muscles abdominaux, les obliques, le bas du dos et les fléchisseurs de la hanche.

Les muscles du tronc sont responsables de la stabilisation du torse et de la colonne vertébrale et sont essentiels pour effectuer des activités quotidiennes comme s'asseoir, se lever et soulever des poids.

Les exercices de base assis peuvent être utilisés pour améliorer la posture, réduire les maux de dos et prévenir les blessures.

Les exercices de base assis courants comprennent :

-Crunches abdominaux assis : asseyez-vous droit sur le sol, les genoux pliés et les pieds à plat sur le sol.

Penchez-vous légèrement en arrière et placez vos mains derrière votre tête. Engagez vos muscles abdominaux et soulevez vos épaules du sol. Maintenez cette position pendant quelques secondes avant de redescendre lentement vos épaules.

- Torsions obliques assises : les genoux pliés et les pieds à plat sur le sol, asseyez-vous droit. Penchez-vous légèrement en arrière et placez vos mains derrière votre tête.

Engagez vos obliques et tournez votre torse vers la gauche, en amenant votre épaule droite à travers votre corps vers votre genou gauche.

Maintenez cette posture quelques secondes avant de reprendre progressivement votre position initiale. Répétez de l'autre côté.

- **Relevés de jambes assis :** asseyez-vous droit sur le sol, les genoux pliés et les pieds à plat sur le sol. Penchez-vous légèrement en arrière et placez vos mains derrière votre tête. Engagez vos muscles abdominaux et soulevez vos jambes du sol jusqu'à ce qu'elles soient parallèles au sol. Avant de redescendre progressivement vos jambes, maintenez cette posture pendant quelques secondes.

- **Repli des genoux assis :** asseyez-vous droit sur le sol, les genoux pliés et les pieds à plat sur le sol. Penchez-vous légèrement en arrière et placez vos deux mains derrière votre tête.

Engagez vos muscles abdominaux et ramenez vos genoux vers votre poitrine. Maintenez cette posture pendant un court instant avant de reprendre doucement votre position initiale.

Les exercices de musculation assis peuvent être utilisés pour améliorer la force et la stabilité du tronc et constituent un moyen efficace de travailler le tronc sans avoir à se lever. Ils peuvent être effectués à la maison, au bureau ou même en déplacement.

II.   Exercices de base sur tapis

Les exercices Mat Core sont des exercices qui visent à renforcer les muscles centraux. Ces muscles comprennent les abdominaux, les obliques et les muscles du bas du dos.

Les exercices de base sur tapis impliquent généralement l'utilisation du poids du corps et de la gravité pour cibler les muscles du tronc.

Les exercices de base au sol les plus courants comprennent :

Planches, crunchs, ponts et levées de jambes.

Les planches sont un exercice fantastique pour les muscles abdominaux.

Il s'agit de maintenir une position de planche pendant un certain temps tout en gardant le corps en ligne droite.

Pour faire une planche, commencez à quatre pattes au sol, puis passez en position de pompes avec les bras tendus et les pieds joints. Gardez votre corps en ligne droite et maintenez la position aussi longtemps que vous le pouvez.

Les crunchs sont un autre exercice qui cible les muscles abdominaux. Pour commencer un crunch, allongez-vous sur le dos sur le sol, les genoux pliés et les pieds à plat.

Placez vos mains derrière votre tête, puis enroulez votre corps vers vos genoux, en engageant vos muscles abdominaux tout au long du mouvement.

Les ponts sont un excellent moyen de travailler les muscles du tronc. Pour faire un pont, commencez par vous allonger sur le dos sur le sol, les pieds à plat et les genoux pliés.

Soulevez vos hanches du sol et appuyez vos pieds sur le sol pour soulever votre corps. Maintenez la position pendant quelques secondes, puis ramenez votre corps vers le bas.

Les levées de jambes sont un autre exercice qui cible les muscles abdominaux. Pour effectuer une levée de jambes, commencez par vous allonger sur le dos au sol, les jambes tendues vers le plafond.

Levez une jambe vers le plafond et maintenez la position pendant quelques secondes, puis redescendez-la. Répétez l'opération avec l'autre jambe.

Les exercices sur tapis sont un moyen efficace de renforcer les muscles du tronc. Ils peuvent être effectués n'importe où et ne nécessitent aucun équipement spécial.

Ces exercices peuvent être effectués seuls ou ajoutés à d'autres exercices pour les rendre plus difficiles.

Faire régulièrement des exercices de base au sol aidera à améliorer la force et la stabilité globales du tronc.

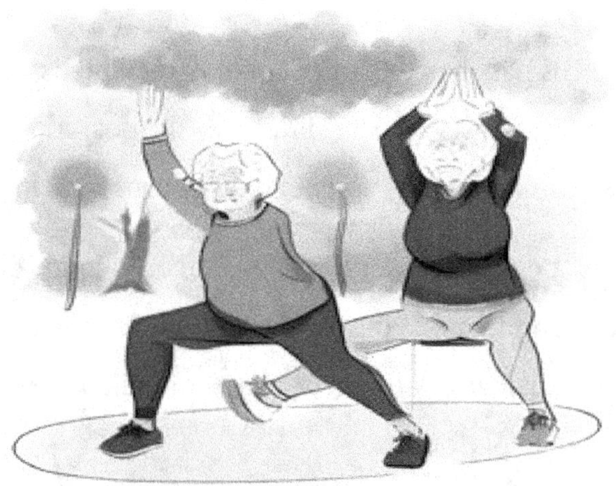

III. Exercice de marche pour le tronc

L'exercice de marche est un type d'exercice qui se concentre sur le renforcement des muscles centraux du corps, qui comprennent les muscles abdominaux, les muscles du dos et les hanches.

Les muscles du tronc sont importants pour maintenir l'équilibre et la posture, ainsi que pour assurer la stabilité des autres mouvements.

L'objectif des exercices de marche est d'améliorer la force, la stabilité et l'amplitude des mouvements du tronc. Étapes à suivre pour effectuer un exercice de marche.

Pour faire un exercice de marche, commencez par :

Gardez vos pieds écartés à la largeur des épaules lorsque vous êtes debout.

Engagez vos muscles abdominaux en contractant vos muscles abdominaux et en tirant votre nombril vers votre colonne vertébrale.

Gardez le dos droit et la poitrine relevée. Commencez à marcher vers l'avant en faisant de petits pas tout en gardant votre tronc engagé tout au long du mouvement.

Assurez-vous que vos pieds restent à plat sur le sol et ne soulevez pas vos talons du sol. Veillez à maintenir votre tronc engagé et à contracter vos muscles abdominaux pendant que vous marchez.

Vous pouvez rendre cet exercice plus difficile en ajoutant des mouvements pendant que vous marchez. Par exemple, vous pouvez ajouter des mouvements des bras comme balancer vos bras d'un côté à l'autre, ou vous pouvez ajouter des pas d'un côté à l'autre.

Vous pouvez également augmenter la vitesse à laquelle vous marchez. De plus, vous pouvez ajouter du poids, comme un ballon médicinal, pour rendre l'exercice plus difficile.

Les exercices de marche peuvent être effectués n'importe où et constituent un excellent moyen de renforcer vos muscles abdominaux et d'améliorer votre équilibre et votre posture générale.

Ces exercices peuvent être effectués dans le cadre d'une routine d'entraînement plus vaste ou comme exercice autonome.

Assurez-vous de toujours garder votre tronc engagé, votre dos droit et votre poitrine soulevée.

Commencez par de petites étapes et augmentez la difficulté à mesure que vous vous sentez plus à l'aise avec l'exercice.

IV. Exercices de base debout

L'exercice de base debout est une forme d'exercice qui se concentre sur le renforcement des muscles centraux, qui sont les muscles situés dans la région abdominale et le bas du dos.

Ce type d'exercice est généralement effectué en position debout et est idéal pour améliorer la posture, l'équilibre et la stabilité.

Les muscles abdominaux jouent un rôle important dans la stabilisation de la colonne vertébrale et du tronc et peuvent contribuer à réduire le risque de maux de dos.

Les exercices de base en position debout peuvent aider à renforcer les muscles du tronc, ce qui peut ensuite améliorer la posture et l'équilibre.

Comment effectuer un exercice de base debout

1. Pour commencer, écartez vos pieds légèrement plus que la largeur de vos hanches. Gardez les genoux légèrement pliés et le dos droit.

   Ensuite, contractez vos muscles abdominaux et soulevez lentement vos bras sur les côtés et devant votre corps.

   Maintenez cette position pendant quelques secondes, puis abaissez lentement vos bras vers vos côtés. Cet exercice doit être effectué 8 à 10 fois.

2. Un autre exercice de base en position debout est le crunch debout. Commencez par vous tenir debout, les pieds écartés à la largeur des hanches, puis pliez lentement les genoux et contractez les muscles abdominaux. Penchez-vous légèrement en avant et levez les bras jusqu'à la hauteur des épaules.

Maintenez cette position pendant quelques secondes, puis relevez lentement les bras jusqu'à la hauteur des épaules. Répétez cet exercice 8 à 10 fois.

3. Enfin, la planche latérale debout est un excellent exercice pour cibler les muscles abdominaux.

   Pour réaliser cet exercice, commencez par vous tenir debout, les pieds légèrement plus écartés que la largeur des hanches.

   Vos genoux doivent être légèrement pliés pendant que vous contractez vos abdominaux.

   Levez vos bras sur les côtés et devant votre corps.

   Penchez-vous lentement d'un côté et tendez un bras vers le plafond.

   Après un petit moment de maintien dans cette position, revenez progressivement à votre position de départ. 8 à 10 fois de chaque côté, répétez cet exercice.

   Les exercices de base debout peuvent aider à améliorer la posture, l'équilibre et la stabilité.

Ils peuvent également aider à renforcer les muscles du tronc, ce qui peut alors réduire le risque de maux de dos.

Il est recommandé de consulter un médecin avant de commencer tout nouveau programme d'entraînement.

Ne laissez pas l'âge dicter vos

limites ;

Laissez votre passion pour une vie

plus saine vous guider.

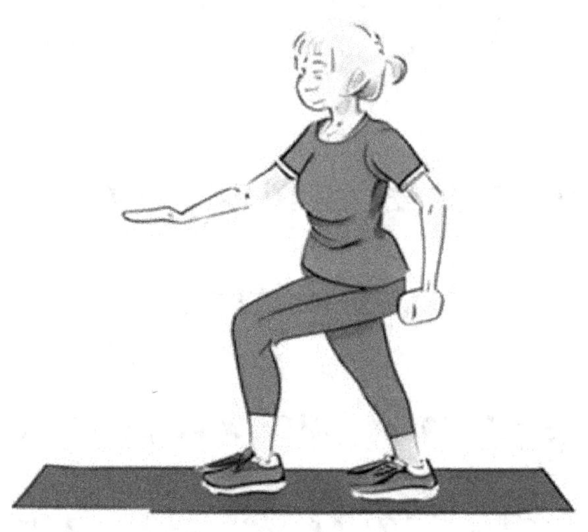

CHAPITRE 4

ROUTINE D'EXERCICES DE BASE VITALES QUE VOUS NE DEVRIEZ JAMAIS NÉGLIGER

Vous êtes une personne âgée de plus de 60 ans et vous recherchez une routine d'exercices de base essentielle que vous ne devriez jamais négliger ? Ne cherchez plus. Ces routines d'exercices de base sont spécialement conçues pour aider les personnes âgées à maintenir leur force, leur stabilité et leur équilibre.

Cette routine essentielle vous aidera à améliorer votre posture, à réduire le risque de chutes et même à améliorer votre mobilité globale.

La routine d'exercices de base que vous ne devriez jamais négliger comprend :

1. Routine contre la douleur et les courbatures

Douleur et courbatures Routine À mesure que nous vieillissons, notre corps commence à nous faire mal et à nous faire souffrir. Cette douleur peut être causée par diverses choses différentes, comme une blessure, l'arthrite ou tout simplement la vieillesse.

Quelle que soit la cause, la douleur et les courbatures peuvent vous empêcher de rester actif et de profiter de la vie. Heureusement, il existe des exercices qui peuvent aider à soulager la douleur et les courbatures qui accompagnent l'âge.

La routine contre la douleur et les courbatures est spécifiquement conçue pour réduire la douleur et l'inconfort associés au vieillissement.

La routine consiste en un certain nombre d'exercices qui ciblent les muscles centraux, ainsi que d'autres muscles du corps. En renforçant les muscles centraux et d'autres muscles du corps, la routine aide à réduire la douleur et les courbatures.

La routine commence par un échauffement, qui aide à faire circuler le sang et à préparer les muscles à l'entraînement.

Pendant l'échauffement, les exercices proposés sont les étirements, la marche, le jogging et l'utilisation d'un vélo elliptique. Après l'échauffement, la routine passe aux exercices de base.

Les exercices de base inclus dans la routine se concentrent sur le renforcement des muscles centraux.

Cela comprend des exercices tels que la planche, les squats et les fentes. Ces exercices aident à renforcer le tronc et à réduire la douleur et les courbatures.

Une fois les exercices de base terminés, la routine passe aux exercices d'étirement. Ces exercices aident à améliorer la souplesse et à réduire la douleur et les courbatures.

Certains des exercices d'étirement inclus dans la routine sont les étirements des ischio-jambiers, des quadriceps et des mollets.

Enfin, la routine se termine par quelques exercices de relaxation. Ces exercices aident à réduire la tension et le stress, qui peuvent entraîner une augmentation des douleurs et des courbatures.

Certains des exercices de relaxation inclus dans la routine sont la respiration profonde, la relaxation musculaire progressive et la visualisation. La routine contre la douleur et les courbatures est une excellente routine pour les personnes âgées de plus de 60 ans.

Il aide à réduire la douleur et les courbatures, tout en renforçant les muscles abdominaux et en améliorant la flexibilité.

En effectuant cette routine régulièrement, les personnes âgées peuvent profiter d'un mode de vie plus actif et sans douleur.

2.   Routine de bien-être active

Les habitudes de vie actives sont essentielles pour rester en bonne santé, surtout en vieillissant. La pratique régulière d'une activité physique contribue à maintenir la force musculaire, l'équilibre et la coordination, qui sont tous essentiels pour préserver notre indépendance et notre qualité de vie.

Pour les personnes de plus de 60 ans, certaines activités devraient être incluses dans une routine de vie active. Ces activités peuvent aller d'exercices à faible impact comme la marche ou la natation à des activités plus intenses comme la musculation.

Toutes ces activités doivent être adaptées au niveau de forme physique et aux objectifs de santé de chaque individu. Une bonne routine de vie active comprend des exercices d'aérobic.

Ce type d'exercice renforce le cœur, les poumons et le système circulatoire et aide à brûler des calories et à réduire la graisse corporelle.

Les exercices aérobiques peuvent inclure la marche, le jogging, la natation, le vélo et l'utilisation d'un vélo elliptique. Pour tirer le meilleur parti des exercices aérobiques, il est important de maintenir un niveau d'intensité stimulant, mais pas trop fatigant.

L'entraînement musculaire est un autre élément important d'une vie active. Il permet de développer et de maintenir la masse musculaire, ce qui est essentiel pour maintenir un mode de vie indépendant.

Les exercices de musculation peuvent inclure l'utilisation de poids, de bandes de résistance, d'exercices de poids corporel et de Pilates. Il est important de se concentrer sur tous les principaux groupes musculaires, notamment la poitrine, le dos, les épaules, les bras, les jambes et le tronc.

Les exercices d'étirement et de souplesse sont également importants pour une vie active. Les étirements aident à améliorer l'amplitude des mouvements et à réduire le risque de blessure.

Les exercices de souplesse peuvent inclure le yoga et le tai-chi. Les exercices d'équilibre sont également essentiels à une routine de vie active. Les exercices d'équilibre aident à améliorer la coordination et à réduire le risque de chute. Les exercices d'équilibre peuvent inclure se tenir debout sur un pied, marcher du talon aux orteils et marcher sur place.

Enfin, il est important d'inclure des activités agréables et motivantes. Celles-ci peuvent inclure la danse, le jardinage, la pratique d'un sport et même des jeux avec les petits-enfants.

Tout ce qui implique du mouvement et accélère le rythme cardiaque est bénéfique pour une routine de vie active. Une routine de vie active est essentielle pour que les personnes âgées puissent conserver leur indépendance et leur qualité de vie.

En incorporant un mélange d'activités différentes à leur routine, les personnes âgées peuvent rester actives et en bonne santé jusqu'à leurs années d'or.

3.   Dans la routine de la maison

L'importance des exercices de base pour les personnes âgées de plus de 60 ans ne peut être sous-estimée. Un tronc fort contribue à améliorer l'équilibre, la posture et l'agilité générale. Il peut aider à réduire le risque de chute, à améliorer la digestion et à réduire le risque de maux de dos.

Un tronc fort aide également aux activités de la vie quotidienne, comme entrer et sortir du lit, s'habiller et même marcher.

Ainsi, pour ceux qui ne peuvent pas aller à la salle de sport, ou si vous préférez simplement faire de l'exercice à la maison, il existe de nombreux exercices de base que vous pouvez faire directement dans votre salon.

Voici une liste complète d'exercices qui peuvent être facilement mis en œuvre dans une routine que vous pouvez faire pendant que vous êtes à la maison.

L'un des exercices de base les plus basiques pour commencer à la maison est **la planche.**

Cet exercice sollicite l'ensemble de votre tronc, ainsi que vos bras et vos jambes. Pour faire une planche, commencez par vous allonger sur le ventre, les pieds et les mains à plat sur le sol.

Assurez-vous que votre corps forme une ligne droite de la tête aux pieds. Vous devez maintenir cette position pendant environ 30 à 60 secondes.

L'exercice du pont est un autre excellent exercice de base à faire à la maison.

Pour ce faire, commencez par vous allonger sur le dos, les genoux pliés et les pieds à plat sur le sol. Soulevez vos hanches du sol et contractez vos fessiers.

Essayez de garder votre corps en ligne droite, des épaules aux genoux. Vous devez maintenir cette position pendant environ 30 à 60 secondes.

Les planches latérales sont un autre excellent moyen de travailler votre tronc à la maison.

Pour ce faire, commencez par vous allonger sur le côté gauche, les jambes tendues et l'avant-bras au sol. Soulevez vos hanches du sol et contractez vos fessiers. Essayez de garder votre corps en ligne droite de la tête aux pieds.

Vous devez maintenir cette position pendant environ 30 à 60 secondes avant de passer de l'autre côté.

Un autre excellent exercice de base que vous pouvez faire à la maison est le **mountain climbing** .

Pour ce faire, commencez en position de planche. Ensuite, ramenez alternativement vos genoux vers votre poitrine tout en gardant votre tronc contracté. Vous devez faire cela pendant environ 30 à 60 secondes.

Enfin, vous pouvez également faire quelques exercices de base en étant **assis sur une chaise.**

Pour cela, commencez par vous asseoir droit sur la chaise. Placez vos mains derrière votre tête et tirez vos coudes vers l'arrière.

Ensuite, contractez vos muscles abdominaux et soulevez lentement vos pieds du sol. Maintenez cette position pendant environ 30 à 60 secondes.

Voici quelques-uns des exercices de base que vous pouvez faire à la maison pour vous aider à améliorer votre équilibre et à renforcer votre tronc.

N'oubliez pas de toujours consulter votre médecin avant de commencer un nouveau programme d'exercices. Avec un peu de persévérance et de régularité, vous pouvez renforcer votre tronc et améliorer votre santé et votre vitalité en général.

La manière la plus fiable de rester cohérent avec la routine

Le moyen le plus fiable d'être cohérent avec votre routine d'exercices de base est de prendre les mesures nécessaires pour vous assurer de vous en tenir à votre routine.

La cohérence est essentielle lorsqu'il s'agit d'exercices de base ; si vous ne vous en tenez pas à votre routine, vous n'obtiendrez pas les résultats souhaités.

Voici quelques conseils pour vous aider à rester cohérent avec vos exercices de base.

1. Fixez-vous des objectifs réalistes – Lorsque vous créez votre routine d'exercices de base, assurez-vous de vous fixer des objectifs réalistes. Si vous vous fixez des objectifs trop ambitieux, vous risquez de vous décourager et d'abandonner. Choisissez une routine que vous vous sentez à l'aise de suivre et qui vous aidera à progresser.

2. Suivez vos progrès – Que vous choisissiez d'enregistrer vos progrès sur papier ou dans une application, le suivi de vos progrès est un excellent moyen de rester motivé et de maintenir le cap. Vous pouvez utiliser ces données pour vous assurer que vous atteignez ou dépassez vos objectifs et apporter des modifications à votre routine si nécessaire.

3. Planifiez vos exercices de base – Planifiez vos exercices de base pour vous assurer de trouver le temps de les faire. Essayez de réserver un moment précis chaque jour ou chaque semaine pour faire vos exercices de base. Cela vous aidera à ne jamais sauter une séance.

4. Rendez-les agréables – Trouver des moyens de rendre vos exercices de base agréables peut vous aider à rester motivé.

Qu'il s'agisse d'écouter votre musique préférée pendant que vous le faites ou d'inviter un ami à vous rejoindre, avoir quelque chose à attendre avec impatience vous aidera à rester cohérent avec votre routine.

5. Récompensez-vous – Vous récompenser lorsque vous vous en tenez à votre routine d'exercices de base est un excellent moyen de rester sur la bonne voie. Créez-vous des récompenses qui ont du sens et que vous attendez avec impatience.

Cela peut être n'importe quoi, comme vous acheter quelque chose de nouveau, prendre une journée de congé sans exercice ou vous offrir un massage.

En suivant ces conseils, vous pouvez vous assurer de rester cohérent avec votre routine d'exercices de base.

Se fixer des objectifs réalistes, suivre ses progrès, les planifier, trouver des moyens de les rendre agréables et se récompenser sont autant d'excellents moyens de rester motivé et sur la bonne voie.

La cohérence est essentielle pour atteindre vos objectifs de remise en forme. Assurez-vous donc de prendre les mesures nécessaires pour rester cohérent avec vos exercices de base.

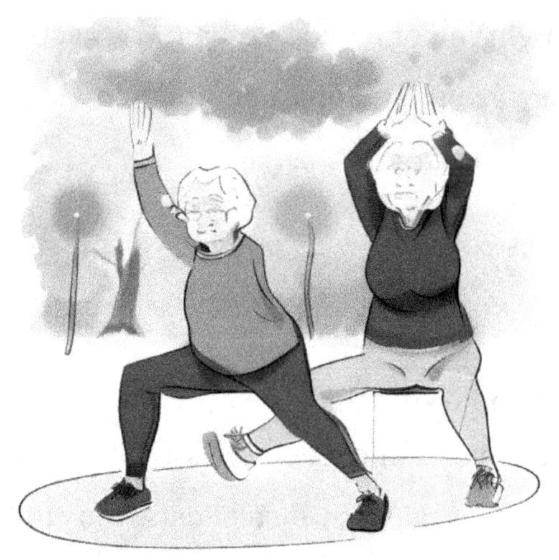

CHAPITRE 5

EXERCICES DE BASE INTÉRESSANTS AVEC VOTRE PARTENAIRE

Les personnes âgées peuvent s'adonner à des exercices de musculation intéressants en binôme pour améliorer leur force, leur équilibre et leur souplesse. Les exercices de musculation en binôme sont également un excellent moyen pour les personnes âgées de socialiser et de s'amuser tout en faisant de l'exercice.

Un exercice intéressant pour les seniors est la **passe de médecine-ball** . Pour faire cet exercice, un senior se tient à distance de son partenaire, tenant un médecine-ball. Le partenaire qui se tient à distance passe ensuite le médecine-ball au senior qui se tient à côté de lui.

Le senior qui reçoit le ballon passe ensuite le ballon à l'arrière, en veillant à bien exécuter ses mouvements et à contrôler ses mouvements. Cet exercice fait travailler les muscles du tronc et renforce les bras et les jambes.

Un autre exercice amusant pour les seniors est le **plank-off** . Pour réaliser cet exercice, les deux seniors s'allongent sur le ventre, face à face, et posent leurs coudes et leurs orteils sur le sol.

Ils soulèvent ensuite le haut de leur corps du sol, en soutenant leur poids sur leurs coudes et leurs orteils. Les seniors maintiennent ensuite la position de planche aussi longtemps qu'ils le peuvent, en veillant à solliciter leurs muscles abdominaux.

Le partenaire qui tient la planche le plus longtemps remporte la compétition. Les seniors peuvent également faire des exercices de musculation à deux, comme la brouette et le crunch à deux.

Pour la **brouette** , un senior se tient debout tandis que l'autre partenaire tient ses chevilles et marche sur les mains devant lui. Le partenaire qui marche sur ses mains soulève ensuite les jambes de l'autre senior, sollicitant ainsi les muscles abdominaux des deux seniors.

Pour le **crunch partenaire** , les deux seniors s'allongent sur le dos, face à face et posent leurs pieds sur le sol.

Ils soulèvent ensuite le haut de leur corps du sol et se touchent les mains, contractant leurs muscles abdominaux.

Les exercices de musculation à deux sont un excellent moyen pour les personnes âgées de rester en forme et actives. Non seulement ils améliorent la force, l'équilibre et la souplesse, mais ils constituent également un excellent moyen pour les personnes âgées de socialiser et de s'amuser.

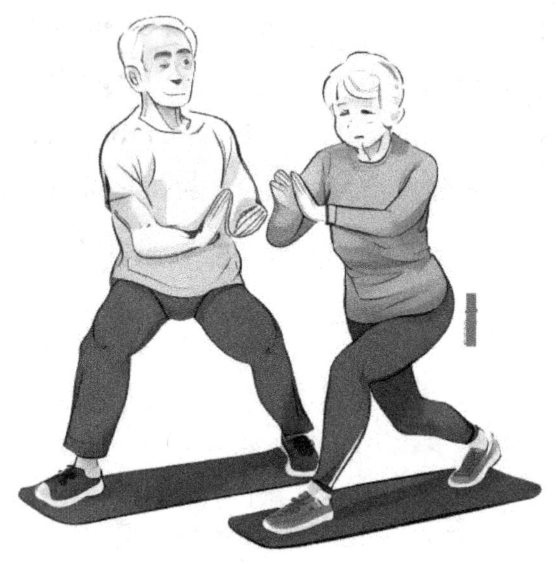

CHAPITRE 6

PROGRAMME HEBDOMADAIRE D'EXERCICES DE BASE UNIQUES

SEMAINE 1

Lundi : Exercice de base 1

– **Torsions assises :** asseyez-vous sur une chaise, les pieds à plat sur le sol. Placez vos mains derrière votre tête et faites pivoter votre torse vers la gauche puis vers la droite pendant 30 secondes de chaque côté.

Mardi : Exercice de base 2

– **Rotations du tronc debout :** Tenez-vous debout, les pieds écartés à la largeur des épaules et les bras tendus devant vous. Faites pivoter votre torse vers la gauche puis vers la droite pendant 30 secondes de chaque côté.

Mercredi : Exercice de base 3

– **Pompes modifiées :** placez vos mains et vos pieds sur un mur et abaissez lentement votre corps le long du mur, en gardant votre tronc serré. Maintenez la position pendant 5 secondes avant de revenir à la position de départ. Répétez 10 fois.

Jeudi : Exercice de base 4

–**Planche :** Allongez-vous sur le ventre et appuyez-vous sur vos avant-bras. Gardez votre tronc contracté, maintenez la position pendant 10 secondes, puis redescendez. Répétez 10 fois.

Vendredi : Exercice de base 5

– **Relevés de jambes** : Allongez-vous sur le dos, les jambes en l'air, puis redescendez-les lentement. Maintenez la position pendant 5 secondes avant de revenir à la position de départ. Répétez 10 fois.

Samedi : Exercice de base 6

–Chiens oiseaux : Mettez-vous à quatre pattes. Levez le bras droit et la jambe gauche en même temps et maintenez la position pendant 5 secondes. Puis changez de côté et répétez 10 fois.

SEMAINE 2

Lundi : Exercice de base 7

–Superman : Allongez-vous sur le ventre et levez les bras et les jambes du sol. Maintenez la position pendant 5 secondes, puis baissez les bras et les jambes. Répétez 10 fois.

Mardi : Exercice de base 8

–Planche latérale : Allongez-vous sur le côté et appuyez-vous sur votre avant-bras. Gardez votre tronc contracté, maintenez la position pendant 10 secondes, puis redescendez. Répétez 10 fois.

Mercredi : Exercice de base 9

– **Crunch inversé :** Allongez-vous sur le dos, les jambes en l'air, puis remontez lentement vos jambes vers votre poitrine. Maintenez la position pendant 5 secondes avant de revenir à la position de départ. Répétez 10 fois.

Jeudi : Exercice de base 10

–**Alpinistes :** Mettez-vous à quatre pattes et ramenez vos genoux vers votre poitrine en alternance pendant 30 secondes.

Vendredi : Exercice de base 11

– **Pont fessier :** Allongez-vous sur le dos, les genoux pliés et les pieds à plat sur le sol. Soulevez vos hanches du sol et maintenez la position pendant 5 secondes avant de revenir à la position de départ. Répétez 10 fois.

Samedi : Exercice de base 12

–Plank jacks : Mettez-vous en position de planche et sautez en avant et en arrière tout en gardant votre tronc serré. Répétez 30 fois.

SEMAINE 3

Lundi : Exercice de base 13

–Rangées assises : asseyez-vous sur une chaise, les pieds à plat sur le sol et une serviette sous les pieds. Tirez la serviette avec vos bras et maintenez la position pendant 5 secondes avant de revenir à la position de départ. Répétez 10 fois.

Mardi : Exercice de base 14

– Crunchs vélo : Allongez-vous sur le dos, les mains derrière la tête et les jambes en l'air. Simulez une balade à vélo en alternant les rotations du torse et des jambes. Répétez 30 fois.

Mercredi : Exercice de base 15

– **Relevés de jambes :** Allongez-vous sur le dos, les jambes en l'air, puis soulevez et abaissez lentement vos jambes. Maintenez la position pendant 5 secondes avant de revenir à la position de départ. Répétez 10 fois.

Jeudi : Exercice de base 16

– **Squats :** Tenez-vous debout, les pieds écartés à la largeur des épaules et abaissez lentement votre corps jusqu'à ce que vos cuisses soient parallèles au sol. Maintenez la position pendant 5 secondes avant de revenir à la position de départ. Répétez 10 fois.

Vendredi : Exercice de base 17

– Marche en planche : mettez-vous en position de planche et déplacez vos mains et vos pieds vers les côtés, puis revenez à la position de départ. Répétez 10 fois.

Samedi : Exercice de base 18

–Tapotements des orteils : Allongez-vous sur le dos et soulevez vos jambes du sol. Tapez lentement vos orteils sur le sol, puis relevez-les. Répétez 30 fois.

SEMAINE 4

Lundi : Exercice de base 19

–Maintien de la planche : placez-vous en position de planche et maintenez la position pendant 10 secondes. Répétez 10 fois.

Mardi : Exercice de base 20

–Planche inversée : asseyez-vous par terre, les pieds à plat sur le sol et les paumes des mains sur le sol derrière vous. Soulevez vos hanches du sol et maintenez cette position pendant 5 secondes avant de revenir à la position de départ. Répétez 10 fois.

Mercredi : Exercice de base 21

– Torsions assises : asseyez-vous sur une chaise, les pieds à plat sur le sol. Placez vos mains derrière votre tête et faites pivoter votre torse vers la gauche, puis vers la droite, pendant 30 secondes de chaque côté.

Jeudi : Exercice de base 22

–Rotations du tronc debout : Tenez-vous debout, les pieds écartés à la largeur des épaules et les bras tendus devant vous. Faites pivoter votre torse vers la gauche, puis vers la droite pendant 30 secondes de chaque côté.

Vendredi : Exercice de base 23

–Chiens oiseaux : Mettez-vous à quatre pattes. Levez le bras droit et la jambe gauche en même temps et maintenez la position pendant 5 secondes. Puis changez de côté et répétez 10 fois.

– **Abdominaux :** Allongez-vous sur le dos, les genoux pliés et les pieds à plat sur le sol. Placez vos mains derrière votre tête et ramenez lentement le haut de votre corps vers vos genoux. Maintenez la position pendant 5 secondes avant de revenir à la position de départ. Répétez 10 fois.

Il y a un planificateur d'exercices de base juste avant la dernière partie de ce livre, où vous pouvez enregistrer vos progrès en matière de condition physique.

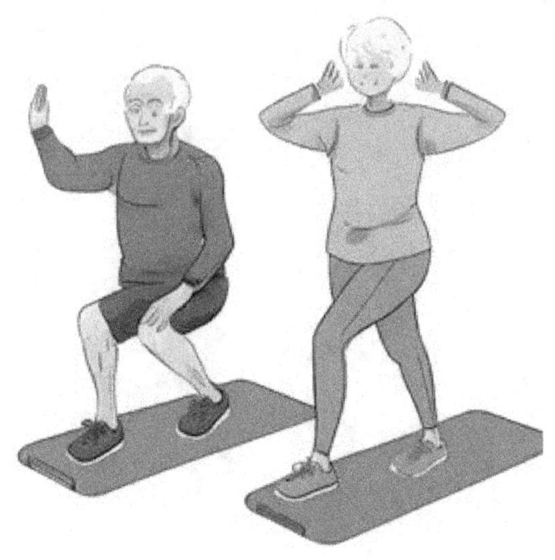

L'exercice ne consiste pas à être le meilleur ;

Il s'agit d'être meilleur qu'hier.

Acceptez le progrès, pas la perfection

CHAPITRE 7

LES EXERCICES D'ÉTIREMENT ET DE MOBILITÉ LES PLUS IMPORTANTS POUR LES PERSONNES ÂGÉES

Les exercices d'étirement et de mobilité sont essentiels pour rester en bonne santé et en forme, en particulier pour les personnes âgées de plus de 60 ans.

Non seulement ils aident à maintenir la force et la souplesse des muscles, mais ils peuvent également réduire le risque de blessure, améliorer l'équilibre et atténuer les douleurs articulaires. De plus, ces exercices peuvent contribuer à accroître l'indépendance et à faciliter la gestion des activités quotidiennes.

Dans ce chapitre, nous discuterons de l'importance des exercices d'étirement et de mobilité, des conseils pour commencer et de certains étirements et exercices de mobilité spécifiques que les personnes âgées peuvent faire pour rester actives et en bonne santé.

Les bienfaits des exercices d'étirement et de mobilité

Les exercices d'étirement et de mobilité offrent de nombreux avantages aux personnes âgées de plus de 60 ans. En augmentant la flexibilité et l'amplitude des mouvements, les personnes âgées peuvent effectuer leurs activités quotidiennes plus facilement et avec moins de risques de blessures.

De plus, des étirements réguliers peuvent améliorer la posture, réduire les douleurs articulaires, réduire le risque de chutes et améliorer l'équilibre.

Enfin, ces exercices peuvent aider à réduire la tension et la raideur musculaires, ce qui peut conduire à un meilleur sommeil et à une sensation générale de relaxation.

Conseils pour commencer

Lorsque vous démarrez un programme d'étirements et de mobilité, il est important de commencer lentement et de progresser progressivement vers des exercices plus difficiles au fil du temps.

Assurez-vous de consulter votre médecin avant de commencer tout programme d'exercice.

Il est également important de s'échauffer avant de faire des exercices d'étirement ou de mobilité. Cela peut aider à augmenter le flux sanguin vers les muscles et à réduire le risque de blessure.

Lors des étirements, il est important de se concentrer sur une respiration profonde et de maintenir chaque étirement pendant 15 à 30 secondes.

Enfin, il est important d'écouter votre corps et de vous arrêter si vous ressentez une douleur. Étirements spécifiques et exercices de mobilité.

Les étirements et exercices de mobilité suivants peuvent aider les personnes âgées de plus de 60 ans à rester actives et en bonne santé:

1. Rotations du cou : faites lentement pivoter votre cou dans un mouvement circulaire dans le sens des aiguilles d'une montre et dans le sens inverse des aiguilles d'une montre.

2. Roulements d'épaules : faites rouler vos épaules vers l'avant et vers l'arrière dans un mouvement circulaire.

3. Cercles des bras : soulevez les deux bras sur le côté et faites de petits cercles dans les deux sens.

4. Étirement du bas du dos : asseyez-vous sur le sol, les jambes tendues devant vous. Pliez votre genou droit et placez votre pied droit sur le sol, puis passez votre bras gauche au-dessus de votre jambe droite. Maintenez la position pendant 15 à 30 secondes, puis changez de côté.

5. Relevés des mollets : Tenez-vous debout, les pieds écartés à la largeur des épaules, et relevez-vous lentement sur la pointe des pieds. Maintenez cette position pendant quelques secondes avant de redescendre lentement les talons au sol.

6. Étirement des ischio-jambiers : Allongez-vous sur le dos et ramenez votre genou droit vers votre poitrine. Utilisez vos mains pour saisir votre tibia droit et tirez doucement votre jambe vers votre poitrine.

Maintenez la position pendant 15 à 30 secondes, puis changez de côté.

Les exercices d'étirement et de mobilité peuvent aider les personnes âgées de plus de 60 ans à rester actives et en bonne santé. Non seulement ils peuvent augmenter la souplesse et l'amplitude des mouvements, mais ils peuvent également réduire le risque de blessure, améliorer l'équilibre et réduire les douleurs articulaires.

Assurez-vous de consulter votre médecin avant de commencer tout programme d'exercice et assurez-vous de vous échauffer avant de faire des exercices.

Enfin, concentrez-vous sur une respiration profonde et écoutez votre corps lorsque vous effectuez des étirements ou des exercices de mobilité.

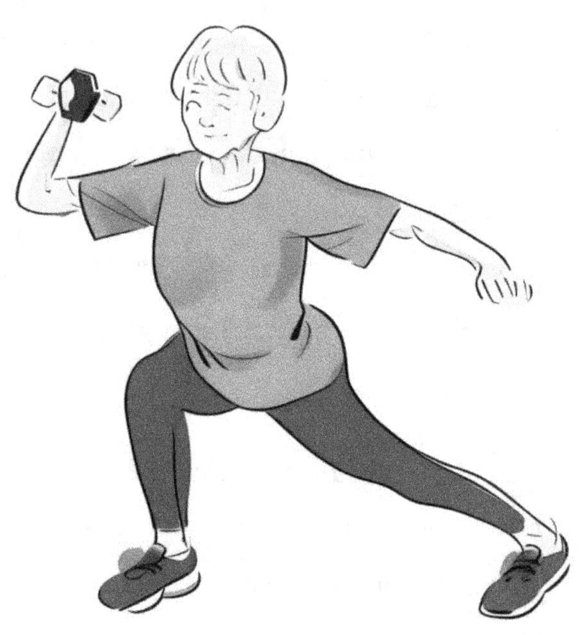

CHAPITRE 8

CONSIDÉRATIONS DE SÉCURITÉ PERTINENTES POUR LES EXERCICES DE BASE QUE VOUS DEVEZ SUIVRE

La sécurité est une priorité absolue lorsqu'il s'agit de pratiquer une activité physique, et les exercices de base ne font pas exception.

Les exercices de base sont importants pour renforcer les muscles de l'abdomen, des obliques et du bas du dos, et ils peuvent apporter un grand bénéfice à la forme physique et à la santé en général.

Cependant, il est important de prendre en compte les considérations de sécurité associées aux exercices de base avant de s'y engager.

Tout d'abord, il est important de veiller à adopter la bonne posture lors de l'exécution des exercices de base. Le non-respect de cette consigne peut entraîner des blessures, notamment dans le bas du dos.

Lorsque vous effectuez un exercice de base, assurez-vous d'être conscient de votre posture et de maintenir votre colonne vertébrale bien droite. De plus, veillez à maintenir vos muscles abdominaux engagés tout au long de l'exercice pour assurer une bonne stabilité du tronc.

Deuxièmement, il est important de sélectionner le niveau d'intensité approprié pour vos exercices de base.

Si vous débutez dans le sport, il est préférable de commencer par des exercices plus légers et d'augmenter progressivement l'intensité à mesure que vous vous sentez plus à l'aise avec les mouvements. De plus, il est important d'échauffer vos muscles abdominaux avec des étirements et des exercices dynamiques avant de vous lancer dans des exercices de base.

Enfin, il est important d'écouter votre corps lorsque vous effectuez des exercices de base.

Si vous ressentez une douleur ou un inconfort, arrêtez l'exercice et consultez un professionnel de la santé avant de continuer. De plus, soyez conscient de votre niveau d'hydratation et de nutrition avant de vous engager dans des exercices de base, car ceux-ci peuvent avoir un impact sur vos performances et votre sécurité.

La sécurité doit toujours être une priorité absolue lors de la pratique d'exercices de base. Il est important de veiller à adopter une posture appropriée, de sélectionner le niveau d'intensité approprié et d'écouter votre corps pour réduire le risque de blessure.

Suivre ces directives peut vous aider à garantir que vos exercices de base sont sûrs et efficaces.

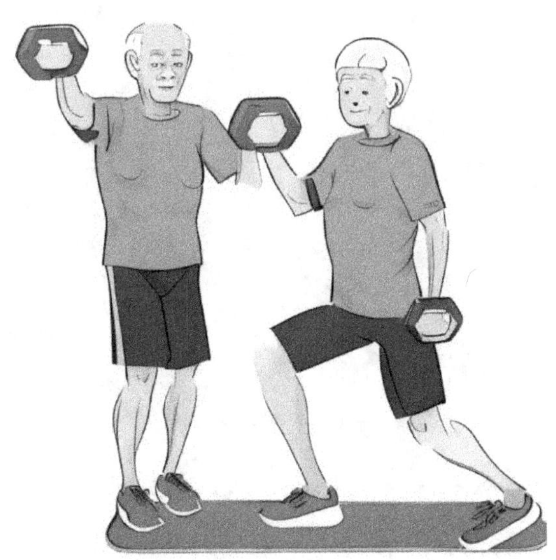

Le meilleur projet sur lequel vous travaillerez, c'est vous.

Restez engagé, restez actif et créez le chef-d'œuvre de votre propre longévité.

CONCLUSION

« Exercices de base pour les personnes âgées de plus de 60 ans » est une ressource inestimable pour quiconque souhaite rester en bonne santé et actif.

Rester en forme physiquement est essentiel pour la santé et la qualité de vie, surtout en vieillissant.

Les exercices de base sont un excellent moyen de rester en forme physiquement, car ils ciblent les muscles essentiels au maintien de l'équilibre, de la stabilité et de la force.

Grâce à ce livre, les personnes âgées peuvent apprendre les techniques appropriées pour effectuer des exercices de base, trouver des exercices adaptés à leurs besoins spécifiques et découvrir des moyens de rendre les exercices amusants et attrayants.

En intégrant ces exercices dans leur vie quotidienne, les personnes âgées peuvent rester en bonne santé et actives, tout en améliorant leur qualité de vie globale.

Vieillir est inévitable, mais mener une vie dynamique est un choix.

Que chaque exercice soit une célébration de votre force et de votre résilience.

LETTRE AU LECTEUR

Cher lecteur,

Je suis heureux que vous ayez choisi de vous plonger dans le domaine de la santé et du fitness avec *« Exercices de base pour les seniors de plus de 60 ans »* .

En tant qu'expert en fitness, j'ai déployé beaucoup d'efforts pour créer un livre qui vous donne non seulement les exercices pour améliorer votre santé, mais aussi la sagesse nécessaire pour prendre des décisions judicieuses en matière de fitness.

Si vous avez des questions ou des commentaires concernant ce livre, n'hésitez pas à me contacter à **doctorbrendagrimm@gmail.com**

Je suis toujours ravi d'entrer en contact avec les lecteurs et de les aider dans leur parcours de remise en forme.

Sincèrement,

Brenda Grimm